ÉTUDE HISTOLOGIQUE ET CHIMIQUE

DE

L'ACTION DES ANTISEPTIQUES

SUR LA SUBSTANCE DES MUSCLES

PAR

M. André RICHE

Interne des Hôpitaux

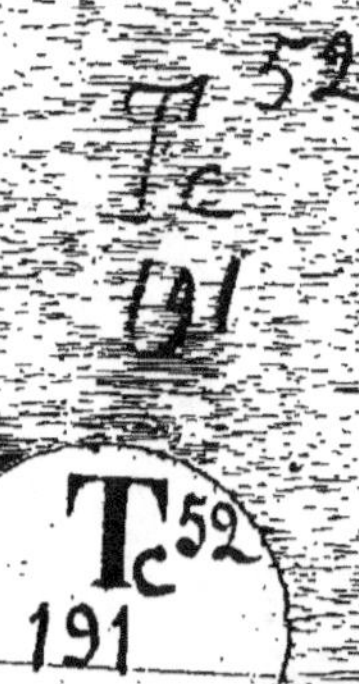

G. MASSON, Éditeur.

ÉTUDE HISTOLOGIQUE ET CHIMIQUE

DE

L'ACTION DES ANTISEPTIQUES

SUR LA SUBSTANCE DES MUSCLES [1]

PAR

M. André RICHE

Interne des Hôpitaux.

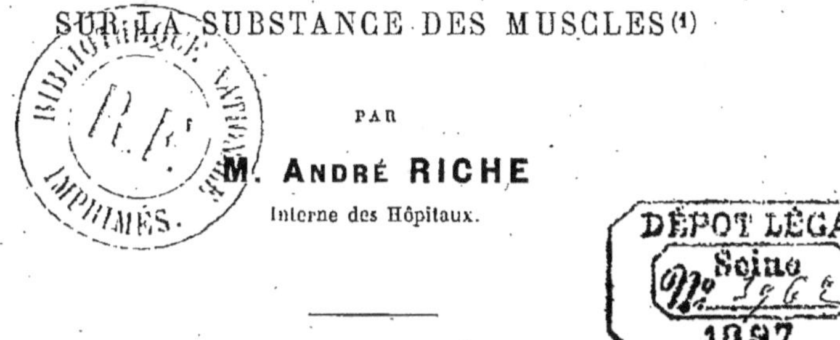

La conservation des aliments est fréquemment effec-
tuée aujourd'hui par l'emploi des antiseptiques; les plus
usités sont le bisulfite de chaux, le bisulfite de soude,
l'acide sulfureux, l'acide borique et le formol.

C'est en immenses quantités que l'on fabrique le premier de ces corps pour la conservation de la bière et des
viandes.

Depuis que la mode s'est mise au vin blanc, l'acide sulfureux est couramment employé pour muter les moûts
au moment où leur fermentation est sur le point de se
terminer.

Le borax, l'acide borique servent en quantités considé-
rables pour la conservation des poissons, des volail-
les, etc.

Le formol commence à faire une concurrence active aux
précédents.

Dans ce travail, on s'est exclusivement occupé de l'ac-

---

(1) Travail fait au laboratoire de M. Brault, à la Faculté de médecine.

tion des antiseptiques sur la viande, à propos d'un produit liquide très répandu qui sera désigné dans ce travail par la lettre a. L'analyse a montré qu'il était constitué par du bisulfite de chaux à peu près pur.

Sa densité est de 1,06; on l'a étendu de 7 à 8 parties d'eau afin de se placer dans les conditions indiquées pour l'emploi industriel.

On a opéré comparativement sur du bisulfite de chaux et du bisulfite de soude commerciaux pour obtenir des solutions de même densité et égaliser ainsi leur pouvoir de pénétration.

Ces solutions sont légèrement acides; elles exhalent l'odeur d'acide sulfureux; les deux premières contiennent 12^{gr} d'acide sulfureux par litre et la dernière 9,25 de cet acide seulement.

Les mêmes essais ont été exécutés sur une solution d'acide sulfureux à 10^{gr} par litre, sur une solution saturée à froid d'acide borique, et sur une solution de formol contenant 2 p. 100 de la solution commerciale, qui est à 40 p. 100.

La matière examinée a été de la viande de bœuf prise dans le filet; ces essais forment quatre séries.

I. Essais directs par immersion dans l'eau et dans les réactifs. — Les morceaux de viande avaient la forme de cubes de 1^{cm} de côté.

Les effets et les différences pour l'acide sulfureux et les sulfites, comparés à l'eau, sont appréciables après un quart d'heure, et on les a suivis d'heure en heure; on peut résumer, comme il suit, les résultats après un contact de sept heures.

Eau. — Teinte blanchâtre, consistance molle, augmentation faible de volume.

Produit a, bisulfite de chaux, acide sulfureux. — Teinte rouge rosé, toucher gras, consistance un peu élastique. Le volume de la viande s'accroît au point de devenir le double et même le triple du volume primitif; la viande paraît transparente sur les bords; la pénétration de ces liquides est rapide et profonde : ces modifications sont très caractérisées. La plupart des essais suivants confirmeront ce premier résultat, à savoir que l'acide sulfureux, le bisulfite de chaux et le produit *a* se comportent de la même façon avec la viande; on appellera ces réactifs *a*, *b*, *c* pour éviter les répétitions. Il n'y a que des différences dans l'intensité et elles sont faibles; l'acide sulfureux paraît être un peu plus actif dans la majeure partie des cas.

Bisulfite de soude. — Teinte rougeâtre, augmentation de volume beaucoup moindre. Consistance plus ferme que dans l'eau.

Acide borique.—Se comporte sensiblement comme l'eau.

Formol. — Teinte rougeâtre, augmentation de volume faible, consistance plus ferme que dans l'eau.

II. Examen au microscope des fibres dissociées mécaniquement. — Le contact avait été de trente heures :

1° *Viande à l'état naturel.* — Fibres étroites, décolorées, réfringentes; striations très visibles.

Viande avec a, b, c. — Dissociation difficile parce que les fibres se mettent en pâte sous l'action de l'aiguille; décolorées, très augmentées en volume, d'une transparence telle que les stries sont à peine perceptibles.

Bisulfite de soude. — Fibres jaunâtres, striations visibles.

Acide borique. — Fibres décolorées, comme avec l'eau, mais plus dilatées; striations peu apparentes.

Formol. — Fibres jaunâtres, striations très visibles.

2° L'action du picrocarmin différencie nettement la viande traitée par les réactifs *a*, *b*, *c* de celle qui a été simplement laissée en présence de l'eau.

Dans celle-ci, la chair se colore en rouge jaunâtre par imbibition, mais il n'y a pas fixation de la couleur, tandis qu'avec les autres la couleur est combinée énergiquement à la viande.

Avec le bisulfite de soude et l'acide borique, la réaction existe à un degré moindre.

Quant au formol, on sait qu'il empêche l'action du picrocarmin.

3° Ces différences très importantes ont été contrôlées sur des coupes histologiques transversales des fibres. On a placé des fragments de viande, pendant vingt-quatre heures, dans les réactifs, puis on les a durcis à l'alcool pendant quarante-huit heures et on en a fait des coupes qui ont été montées dans la glycérine.

Dans l'alcool seul, la fibre apparaît avec son contour polygonal.

Avec les réactifs a, b, c, puis l'alcool, la fibre apparaît cylindrique ou ovalaire. Avec le bisulfite de soude, l'acide borique, le formol, puis l'alcool, le contour est polygonal.

On a fait agir le picrocarmin sur ces coupes. Les résultats signalés plus haut ont été vérifiés. Avec les trois réactifs a, b, c, les colorations sont très intenses et l'élection produite par cette couleur est manifeste; les fibres musculaires deviennent rouge-brun, le tissu conjonctif rosé, les cellules adipeuses restent incolores.

Si l'on substitue au picrocarmin l'hématéine, colorant nucléaire, on voit au-dessous du sarcolemme, sur la coupe, une coloration intense violette des noyaux. Les coupes avec le bisulfite de soude se colorent beaucoup moins. Celles à l'acide borique et au formol présentent une coloration plus faible encore.

III. MENSURATION DES FIBRES. — On l'a exécutée dans quatre conditions différentes.

(Les dimensions sont évaluées en μ (millièmes de millimètre). On a fait chaque fois dix expériences.)

1° *Mensuration transversale dans les liquides eux-mêmes par simple dissociation.*

Viande sans traitement.	37 μ
— et eau.	47 μ
— et acide sulfureux.	83 μ
— et bisulfite de chaux	72 μ
— et produit a	70 μ
— et bisulfite de soude	63 μ
— et acide borique.	76 μ
— et formol	51 μ

2° *Mensuration des coupes transversales après refroidissement et congélation de la viande, pendant quinze minutes, au moyen du chlorure de méthyle.*

Ces coupes étaient montées dans la glycérine. Les résultats suivants représentent le grand et le petit diamètre des fibres pour les mensurations extrêmes. On a placé à la suite des dimensions des cellules adipeuses.

	PETIT DIAMÈTRE.	GRAND DIAMÈTRE.	CELLULES ADIPEUSES.
Viande fraîche..........	32 à 56	56 à 60	56 à 88 — 84 à 96
— et eau..........	40 à 52	48 à 88	36 à 104 — 96 à 144
— et acide sulfureux...	88 à 112	100 à 140	80 à 100 — 112 à 140
— et bisulfite de chaux..	92 à 114	96 à 140	92 à 124 — 108 à 132
— et produit *a*......	88 à 112	92 à 142	64 à 104 — 88 à 128
— et bisulfite de soude.	44 à 56	64 à 80	72 à 112 — 116 à 168
— et acide borique....	52 à 84	72 à 86	76 à 96 — 136 à 144
— et formol..........	40 à 64	52 à 80	108 à 124 — 132 à 160

On est frappé par la dilatation des fibres traitées par *a*, *b*, *c*, comparativement à celle des fibres soumises aux autres réactifs.

Les cellules adipeuses ne paraissent pas modifiées par les divers réactifs.

3° *Sur des coupes longitudinales montées à la glycérine après durcissement à l'alcool.*

Alcool seul.................	40 μ
Acide sulfureux.............	64 μ
Bisulfite de chaux...........	60 μ
Produit *a*.................	58 μ
Bisulfite de soude...........	50 μ
Acide borique...............	44 μ
Formol.................	49 μ

4° *Sur les coupes transversales montées dans la glycérine, également, après durcissement à l'alcool.*

	PETIT DIAMÈTRE.	GRAND DIAMÈTRE.
Alcool seul.	28 à 40	44 à 48
Acide sulfureux	44 à 60	64 à 92
Bisulfite de chaux.	56 à 72	72 à 96
Produit a	48 à 76	68 à 80
Bisulfite de soude	44 à 56	56 à 72
Acide borique	40 à 64	52 à 64
Formol.	36 à 48	68 à 80

La comparaison de ces deux derniers tableaux avec les deux premiers prouve que l'alcool a produit comme toujours une contraction des fibres. La différence entre l'action des réactifs *a*, *b*, *c*, et celle des autres est moins saillante; mais l'action de tous ces produits est manifeste, si on la compare à celle de l'alcool seul.

Des mensurations, faites après montage dans le baume du Canada, donnent des résultats comparables à ces derniers, les manipulations nécessaires pour cette dernière opération contractant d'une manière plus accusée encore la substance musculaire.

En résumé, l'examen microscopique montre que l'acide sulfureux et le bisulfite de chaux, en solutions très étendues, communiquent à la viande fraîche une sorte de transparence dans la partie extérieure, lui laissant une certaine élasticité molle, la dilatant considérablement et la pénétrant rapidement.

L'examen microscopique des fibres après dissociation, ou montées en coupes après durcissement au froid ou à l'alcool, confirme cette dilatation; leur mensuration, ainsi que celle des cellules adipeuses, a été réalisée par quatre séries d'opérations.

L'action des colorants, — picrocarmin, hématéine, — permet d'affirmer que l'acide sulfureux et le bisulfite de chaux communiquent aux tissus une grande affinité pour les matières colorantes.

De ces faits, on peut conclure que ces antiseptiques n'agissent pas seulement pour enlever les produits volatils d'une putréfaction commençante, ou pour la retarder, mais qu'ils modifient incontestablement les éléments anatomiques.

On a essayé de reproduire les opérations qu'exécutent les industriels et les commerçants pour conserver les viandes.

A cet effet, des beefteaks ont été trempés, à trois reprises en trente-six heures, dans la solution au huitième de bisulfite de chaux, puis laissés suspendus sous dès cloches après chaque immersion.

L'essai microscopique a été fait, après durcissement de la viande au moyen du froid ou de l'alcool, sur des coupes montées dans la glycérine.

Non seulement on voit une à deux rangées de cellules extérieures devenues transparentes, mais cet effet se montre à la surface des différents faisceaux de fibres qui sont séparés les uns des autres par l'action du liquide ; de telle sorte qu'on peut dire que la pénétration du bisulfite de soude est profonde sous l'influence des trempages.

IV. — L'attaque des éléments anatomiques, manifestée par les essais histologiques qui viennent d'être résumés, faisait pressentir que les éléments chimiques des cellules devaient éprouver des altérations sous l'influence des mêmes réactifs. C'est ec que l'expérience a confirmé dans les deux séries d'essais suivants :

1° *Albumine.* — On a pris un blanc d'œuf qu'on a délayé dans 200^{cc} d'eau.

Les essais ont porté, comme les précédents, sur l'eau et sur les mêmes réactifs aux dilutions indiquées ci-dessus. On a mis dans des tubes bouchés 5^{cc} d'eau albumineuse et 1^{cc} de chaque réactif, puis on a chauffé lentement au bain-marie.

	ACTION OBSERVÉE APRÈS		
	CINQ MINUTES à 50°.	CINQ AUTRES MINUTES A 62°.	UNE TEMPÉRATURE DE 65° ET PLUS HAUT.
Eau	Limpide.	Limpide	Trouble, coagulum
Acide sulfureux . .	Coagulum gélatineux.	Coagulum et dépôt.	—
Bisulfite de chaux.	—	—	—
Produit a	—	—	—
Bisulfite de soude.	—	Dépôt abondant . .	—
Acide borique. . .	Limpide	Coagulum gélati-neux sans dépôt.	Trouble, dépôt abondant.
Formol	—	Limpide	Limpide.

Ainsi, dès 50°, l'albumine de l'œuf se coagule avec l'acide sulfureux et tous les sulfites.

Le coagulum est formé à 62° avec l'acide borique.

Ces réactifs attaquent donc l'albumine.

Le formol seul ne paraît pas réagir même à 62°; mais ce n'est qu'une apparence car il ne coagule pas l'albumine même à l'ébullition.

Ce dernier fait est connu, à savoir que l'albumine, en présence de l'aldéhyde formique, perd la faculté de se coaguler par la chaleur. On ajoute même qu'elle conserve ses autres propriétés.

2° *Jus de viande* :

On a passé au pulpoir 100^{gr} de viande (filet de bœuf), on a versé sur la pulpe 200^{gr} d'eau, on les a laissé digérer pendant deux heures à la température ordinaire et on a filtré.

On a mis dans des tubes bouchés 5^{cc} de jus de viande et 1^{cc} de chaque réactif.

a) On a chauffé lentement au bain-marie et évalué le résultat après dix minutes de repos.

| | ACTION OBSERVÉE APRÈS | |
	CINQ MINUTES à 50°.	CINQ AUTRES MINUTES à 62°.
Eau	Coagulum, flocons.	Caillots très abondants.
Acide sulfureux . .	Louche faible	Louche gélatineux.
Bisulfite de chaux.	—	—
Produit *a*	—	—
Bisulfite de soude.	Coagulum un peu plus fort qu'avec l'eau	Caillots comme avec l'eau.
Acide borique . . .	Coagulum comme l'eau . .	—
Formol.	— flocons	—

b) On a fait une autre série d'essais avec le jus de viande et des solutions de bisulfite de chaux plus concentrées et plus étendues.

	A 50°	A 57°	A 62°	A 85°	A 93°	A L'ÉBUL-LITION.
Eau	Coagulum.	Id.	Id.	Id.	Gros caillots.	Id.
Bisulfite au quart.	Pas de dépôt, louche.	Id.	Id.	Id.	Id.	Id.

Bisulfite au demi : Même résultat qu'au précédent tableau.

Bisulfite au seizième : Pas de coagulum, si ce n'est lorsqu'on approche de l'ébullition du liquide.

Ainsi le liquide extrait de la viande a été modifié fortement par le bisulfite de chaux, tel qu'il est indiqué pour l'emploi industriel.

c) On a exécuté une troisième série d'essais avec le jus de viande et les réactifs précédents (le bisulfite étant au degré commercial) pour se rendre compte de l'effet du refroidissement.

L'essai a été fait double ; dans l'un, semblable à ceux du tableau anté-précédent, le mélange a été laissé à la température ordinaire ; dans l'autre on a congelé les mélanges dans le chlorure de méthyle à — 25°. On les a laissé revenir à la température ordinaire, puis on les a tous chauffés ensemble au bain-marie à 50° et à 62°.

Le refroidissement n'avait pas modifié sensiblement les résultats, car les coagulations ont eu lieu sensiblement dans les mêmes conditions avec le liquide non refroidi et le liquide refroidi.

Conclusions. — Il résulte de ces essais histologiques et chimiques que l'acide sulfureux, les bisulfites, notamment celui de chaux, altèrent la structure normale de la viande, que la fibre musculaire ne reste pas intacte, sous leur action, à la température ordinaire même ; que les matières albuminoïdes solubles ne se comportent plus de la même façon qu'en présence de l'eau, même lorsqu'on les soumet à une température inférieure à 100°, déjà même à celle de 50°.

On objectera que cette altération ne se produit qu'à la surface de la viande ; mais on se rappellera d'une part qu'en raison de la dilatation des fibres, et de leur séparation en faisceaux, le liquide antiseptique pénètre plus ou moins profondément, et d'autre part que les viandes sont souvent soumises à plusieurs traitements au bisulfite de chaux.

M. le professeur Armand Gautier vient de publier dans la *Revue d'hygiène* (1), un très important mémoire dans lequel il montre qu'en France la consommation de la viande est moindre qu'en Angleterre, et qu'elle n'est pas suffisante chez une grande partie de la population.

Il produit une note de M. le professeur Letulle (qui a bien voulu m'aider de ses conseils dans le présent travail), sur l'examen microscopique des muscles de bœuf et de

______

(1) Avril et mai 1897.

mouton congelés et décongelés, de laquelle il résulte que, durant et après la congélation, la fibre reste intacte et la chair conserve sa structure normale.

Une des expériences citées plus haut montre la nullité de l'action décomposante de la congélation; on a vu, en effet, que si l'on abandonne à la température ordinaire et si l'on congèle au chlorure de méthyle le même jus de viande après l'avoir mélangé aux divers agents chimiques, l'un et l'autre se comportent sensiblement de la même façon lorsqu'on les soumet ensemble à l'action de la chaleur de 50° à 100°; le refroidissement a donc été sans effet.

Dans son mémoire, M. Armand Gautier répond aux objections qui ont été opposées aux viandes frigorifiées, au sujet de leur goût, de leur nutritivité, de leur digestibilité et de leur conservation. Ses expériences à ce dernier point de vue ont porté sur la viande d'Amérique congelée en grand, sur du poisson, sur du gibier conservés en petites quantités; elles sont surtout à retenir parce qu'il est d'affirmation courante que les viandes congelées se putréfient après leur dégel. M. Gautier déclare qu'il n'en est rien et il donne des preuves incontestables de ce fait. Ce n'est donc pas aux antiseptiques, mais à la réfrigération, qu'il faut demander la solution du problème de la conservation des viandes.

www.ingramcontent.com/pod-product-compliance
Lightning Source LLC
LaVergne TN
LVHW011939170726
843501LV00011BA/4494